MÉMOIRE

SUR

LES EAUX MINÉRALES

acidules, gazeuses, bicarbonatées, sodiques

DE

VALS

[ARDÈCHE]

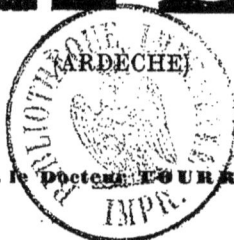

Par M. le Docteur FOURRETTE.

ANALYSE

DE

M. O. HENRY,

Membre de l'Académie de Médecine.

VALENCE

IMPRIMERIE JULES CÉAS ET FILS

RUE DE L'UNIVERSITÉ, 9.

———

1865

MÉMOIRE

SUR

LES EAUX MINÉRALES

ACIDULES, GAZEUSES, BICARBONATÉES, SODIQUES

DE VALS

(ARDÈCHE)

Par M. le Docteur TOURRETTE.

ANALYSE DE M. O. HENRY,

Membre de l'Académie impériale de Médecine.

Dans la remarquable étude dont les eaux minérales de Vals ont été l'objet de la part de M. O. Henry, le savant académicien s'exprime ainsi :

« La station thermale de Vals dans le département de l'Ardèche est, on le sait, riche en sources d'eaux minérales, *acidules, bicarbonatées,* sodiques et calcaires, pour la plupart depuis longtemps connues et justement appréciées dans la pratique médicale.

» Invité à faire une nouvelle analyse chimique des sources dont les eaux s'exportent en quantité considérable, il m'a été expédié 15 litres de chacune d'elles, puisées en temps opportun, ainsi que le constate un certificat du Maire de Vals ; et y joignant d'une part quelques renseignements sur l'état actuel des sources, leur débit, etc., ainsi que des fragments de diverses roches prises aux terrains d'où elles émergent.

» Les échantillons sont arrivés en très bon état. Ils ont été immédiatement soumis à l'analyse. »

Analyse chimique:

« Les sources *Saint-Jean, Précieuse, Magdeleine,
Désirée* et *Rigolette* sortent de terrains de nature granitique ou de micachiste ; les quatre dernières offrent une très
grande analogie de composition chimique que leur voi-
sinage fait d'ailleurs aisément comprendre et que présentent aussi les autres sources connues. Ainsi leurs
éléments minéralisateurs sont surtout ; *l'acide carbonique
libre* et les *bicarbonates alcalins associés* à des *chlorures
de sodium*, à *des sulfates, des silicates* et quelques sels
terreux (*carbonates, phosphates, etc.*), puis on y trouve
un peu de *fer* et des traces *d'iodure*, de *lithine*, *d'arsenic*
ou *d'arseniate*, et une très faible proportion de *matière
organique*.

» Les réactifs et les essais qualitatifs qui précèdent
toujours l'analyse définitive ou les expériences qui y conduisent, nous ont fait reconnaître dans l'eau de ces sources les résultats suivants :

» 1° Le papier bleu de tournesol a été rougi promptement ; mais, exposé à l'air ou à la chaleur, il a repris
sa teinte primitive.

» 2° Après une ébullition qui n'a apporté qu'un léger
louche dans le liquide, l'eau est fortement *alcaline*, et
rétablit de suite la couleur bleue de tournesol rougie ;
elle accuse cette alcalinité sur les papiers de curcuma et
de dalhia, de chou-rouge, etc., etc.

» 3° Les acides versés dans l'eau y déterminent une
vive effervescence et y produisent après quelque temps
des flocons silicieux gélatiniformes.

» 4° Le chlorure ammoniacal de barium y fait naître
un très abondant précipité blanc qui se redissout presque
complètement par l'addition de l'acide chlorhydrique
pur.

» 5° L'azotate très acide d'argent y décèle beaucoup de chlorure.

» 6° La potasse et la soude pure n'y produisent que de légers dépôts.

» 7° L'ammoniaque n'y détermine qu'un trouble léger.

» 8° L'oxalate d'ammoniaque a peu de chaux.

» 9° Le phosphate de soude y donne un précipité peu intense que l'addition d'ammoniaque augmente très sensiblement.

» 10° L'acide tonique pur, les ferroquates de potasse jaune et rouge n'y décèlent pas le fer notablement; ce n'est que dans quelques résidus en dépôt que ce métal se trouve avec des traces arsenicales.

» 11° Les autres principes *d'iodure, lithine, potasse, phosphates* n'ont pu être reconnus que dans des produits d'eaux concentrées et par des recherches spéciales faites à part sur plusieurs litres de liquide.

» L'eau de ces sources est parfaitement limpide; on n'aperçoit dans les vases qu'un dépôt à peine sensible floconneux ; lorsqu'on débouche les bouteilles, il s'échappe de l'eau quelques bulles de gaz carbonique, mais sans aucune odeur sulfydrique, même pour la source *Désirée*, qui répand, dit-on, cette odeur à son point d'émergence, et comme cela se voit à d'autres eaux bicarbonatées alcalines; la saveur de l'eau des sources *Désirée Précieuse, Magdeleine* et *Rigolette* est analogue, légèrement acidule, puis alcalescente, assez agréable, sans stypticité réelle.

» L'eau de la source *Saint-Jean* présente la même minéralisation que les précédentes. Seulement la proportion des sels y est moindre et en fait une eau plus douce et avantageuse alors pour certaines maladies. La nature chimique ainsi que son analogie avec d'autres du même genre justifient les vertus médicales qu'on lui a reconnues depuis de longues années.

» L'eau de ces sources, soumise à l'action de l'air, laisse échapper des bulles gazeuses, mais il ne s'y produit pas de précipité sensible.

» Quand on fait bouillir l'eau, le gaz carbonique s'en dégage abondamment, et le liquide prend un caractère prononcé d'alcalinité, en laissant déposer, en faible proportion, une poudre blanche.

» Pour faire cette nouvelle analyse sur les échantillons qui m'ont été expédiés, je me suis conformé aux méthodes suivies en pareil cas, tantôt directes, tantôt indirectes, appréciant quelquefois à part les éléments minéralisateurs, pour les grouper ensuite *rationnellement,* ou bien les isolant *directement;* j'ai en outre fait usage, dans plus d'une circonstance, des liqueurs titrées qui évitent les pesées longues et toujours très minutieuses. Il serait inutile d'entrer ici dans le détail des procédés étendus, et inutile de les décrire; nous dirons que ces modes sont conseillés par les plus habiles chimistes.

» Nous allons donner tout de suite la composition chimique de l'eau des sources sodiques qui nous occupent. Plus loin, nous parlerons d'une source d'une composition n'ayant aucune analogie avec celles-ci et formant un type à part. »

Thermalité 15°	Saint-Jean	Rigolette	Précieuse	Désirée	Magdeleine
Acide carbonique libre.......	0.425	2.095	2.218	2.145	2.050
Bi-carbonate de soude........	1.480	5.800	5.940	6.040	7.280
— de potasse.......	0.048	0.263	0.230	0.263	0.255
— de chaux	0.310	0.259	0.630	0.571	0.520
— de magnésie	0.120		0.750	0.900	0.672
— de fer et manganèse	0.006	0.024	0.010	0.010	0.029
Chlorure de sodium..........	0.060	1.200	1.080	1.100	0.160
Sulfate de soude et de chaux..	0.054	0.220	0.185	0.200	0.235
Silicate et silice, Alumine.....	0.080	0.060	0.060	0.058	0.097
Iodure alcalin, Arsenic et Lithine	indice	traces	indice	indice	traces
	2.151	7.826	8.885	9.142	9.248

M. O. Henry, en sa qualité de chef des travaux chimiques à l'Académie impériale de Médecine, a analysé, dans l'espace de trente ans, presque toutes les sources d'eaux minérales de France; l'éminent académicien assure que les eaux de Vals offrent un intérêt scientifique hors ligne. Aussi a-t-il suivi avec une vive attention les observations cliniques qui lui ont été communiquées, à diverses époques, par les médecins exerçant à Vals ; il a pu se convaincre que les effets obtenus aux sources mêmes sont concordants avec ceux que les médecins des diverses villes de France, de Paris notamment, constatent eux-mêmes, chaque jour, dans leur pratique de la ville.

Ce fait est extrêmement digne d'attention, car il atteste que les eaux de Vals ne subissent aucune altération par le transport ; précieuse qualité qui permet au médecin de prescrire en tout lieu et en toute saison des eaux qui rendent des services journaliers et immenses dans la pratique.

Il serait nécessaire de passer en revue tout le cadre nosologique, si je devais m'occuper ici de toutes les maladies chroniques qui ont été traitées, amendées ou guéries par l'usage des eaux de Vals; mais tel n'est pas mon projet; je me bornerai à signaler les cas où elles sont spécialement indiquées ; ceux où elles offrent aux praticiens une médication sûre, efficace. J'aurai ainsi répondu au désir de mes confrères. Là, s'arrêtera donc mon étude qui sera courte et simple.

J'ai trouvé dans des auteurs qui font autorité en matière médicale, des appréciations sur les eaux de Vals,

concordant avec les résultats que j'ai constatés ; je suis
heureux d'en faire les citations ; elles auront tout le
crédit qu'elles méritent auprès du corps médical.

Dans les *affections des voies digestives*, les gastralgies,
les dyspepsies, l'eau minérale alcaline de Vals imprime à
la muqueuse digestive de profondes modifications physio-
logiques.

Patissier, membre de l'Académie de Médecine, en
retrace en quelques lignes les effets principaux : « Dans
» l'état de santé, dit-il, l'eau de Vals, prise en boisson,
» augmente l'appétit, rend la digestion plus facile, régu-
» larise les évacuations alvines, et produit parfois un
» effet purgatif; la circulation devient plus active, la peau
» plus chaude; il se manifeste un sentiment de force et
» de bien-être inaccoutumé ; quelques verres de cette
» eau suffisent pour rendre alcalines les sueurs et les
» urines qui sont naturellement acides.»

« C'est un fait d'observation, que la plupart des eaux
» minérales, quand elles sont bien supportées par l'esto-
» mac, stimulent sa vitalité et augmentent sa faculté di-
» gestive. Cette influence est particulièrement l'apanage
» des eaux gazeuses, alcalines, sodiques, froides, de
» Vals. » — Pétrequin et Socquet. *(Traité pratique des
eaux minérales*, ouvrage couronné par l'Académie).

« L'influence que les eaux de Vals exercent sur les fonc-
» tions digestives, dès que l'on commence à en faire
» usage, est des plus remarquables, et ses effets sont si
» prompts qu'on pourrait dire sans exagération qu'ils
» présentent quelque chose de merveilleux. »
« Dès le premier jour qu'on en boit, elles provoquent
» le plus souvent un accroissement considérable de l'ap-
» pétit. Le malade, qui depuis longtemps ne connaissait

» plus le sentiment de la faim, se trouve tout surpris d'é-
» prouver ce besoin à un degré très prononcé, et s'étonne
» bien plus encore de pouvoir le satisfaire impunément,
» grâce à l'action si énergique de ces eaux bienfaisantes.
» Sous leur influence, en effet, l'estomac semble réagir sur
» les substances alimentaires avec une activité nouvelle;
» les digestions précédemment difficiles, languissantes,
» s'opèrent désormais avec une facilité vraiment merveil-
» leuse. En même temps les évacuations intestinales de-
» viennent plus régulières et s'exécutent plus librement ;
» souvent même une diarrhée plus ou moins abondante
» succède pendant deux ou trois jours à une constipation
» opiniâtre. » — Dupasquier, *professeur de chimie à*
l'Ecole de pharmacie de Lyon.

M. le docteur Ruelle, à qui une longue pratique aux
eaux de Vals avait donné une grande autorité, avait pré-
cisé les cas où il considérait l'usage de ces eaux comme
très recommandable, pour ainsi dire d'une réussite assurée.

« L'action thérapeutique des eaux de Vals, dit-il, se
» manifeste d'une manière *formelle* dans les cas d'affec-
» tions gastro-intestinales qui se présentent avec les ca-
» ractères suivants : tantôt un dégoût insurmontable pour
» les aliments; d'autres fois une augmentation d'autant
» plus fâcheuse de l'appétit, que les malades ne pouvaient
» s'y livrer impunément; les digestions lentes, laborieuses,
» accompagnées de retours acides, de vomiturations, de
» flactuosités abdominales ; un sentiment de malaise qui,
» partant de la région épigastrique, semblait s'irradier en
» quelque sorte sur tous les organes de l'économie ; une
» tristesse mélancolique habituelle ; enfin une irritabilité
» nerveuse ; ces affections, signalées par les uns comme
» des gastrites chroniques, par les autres, comme des gas-
» tralgies, des gastrodynies, des entéralgies, des hypo-

» condries, etc., etc. J'ai traité avec succès un grand nom-
» bre.de malades atteints de ces affections, en général,
» exemptes de tout mouvement fébrile.»

Si le cadre que nous nous sommes imposé nous le
permettait, nous trouverions les mêmes appréciations
dans tous les auteurs qui se sont occupés d'hydrologie
médicale.

« Le remède qui remplira le mieux l'indication de for-
» tifier les digestions sera le meilleur dans les maladies
» chroniques, et l'on pourra avec un tel remède faire des
» choses auxquelles on ne s'attendait pas. »

Ce remède auquel Sydenham, l'un des plus grands
médecins qu'ait possédé l'Angleterre, promettait des
résultats inespérés, se rencontre, j'ose l'affirmer, dans
le sage emploi des eaux de Vals.

Les eaux de Vals ont un goût piquant qui plaît. Riches
en gaz acide carbonique, elles donnent lieu à des retours
agréables ; leur ingestion dans l'estomac ne produit
aucune irritation de la gorge.

Dès les premiers jours qu'on en fait usage elles accu-
sent un effet stimulant ou sédatif suivant la disposition
du malade.

En effet, chez l'un on constatera des digestions lentes,
de la paresse d'estomac, de l'inappétence, *sans constater
de douleur*. Chez un autre, au contraire, les digestions
seront accompagnées de douleurs vives, d'éructations,
de nausées, etc , etc.

Ces états si opposés se trouvent également bien de
l'usage des eaux de Vals.

Dans la majorité des cas, alors surtout qu'il s'agit de
rétablir les fonctions du tube digestif, les malades se
trouvent bien de débuter par l'eau de la *Saint-Jean*. Cette
eau prise pure, ou à table coupée avec la boisson ordi-

naire, ouvre l'appétit, facilite la digestion, et, sous son heureuse influence, la reconstitution de l'organisme ne tarde pas à s'établir.

Il est d'observation journalière que l'eau de la *Saint-Jean* donne des résultats on ne peut plus satisfaisants dans les maladies des voies digestives tributaires de la médication alcaline.

Si le malade qui a pris l'eau de la *Saint-Jean* pendant douze ou quinze jours, n'éprouve pas une amélioration bien marquée, il faut lui prescrire l'eau de la source *Précieuse*. Il est rare qu'après un mois ou six semaines, on ne constate pas une grande amélioration, souvent même une guérison radicale.

Maladies du foie. — L'hépatalgie, d'après MM. Longet et Trousseau, à son siége dans la profondeur du foie et paraît se développer sous l'influence du nerf-pneumogastrique. Cette maladie peut être facilement confondue avec les coliques hépatiques, mais au point de vue du traitement de ces deux affections par les eaux de Vals, cette difficulté de diagnostic est peu importante ; l'une et l'autre de ces affections étant tributaires de la même médication.

Dans les engorgements du foie avec ou sans ictère, qu'ils aient ou non succédé à une hépatite aigüe ; dans les coliques hépatiques simples, c'est-à-dire, dans une *obstruction* du canal cholédoque par suite de l'inflammation des parois de ce canal, ou bien reconnaissant pour cause la présence d'un ou plusieurs calculs, les eaux de Vals sont d'une efficacité remarquable.

Les maladies chroniques du foie, comme celles de tous les autres organes, sont *fonctionnelles*, c'est-à-dire, sans lésion matérielle appréciable, ou bien *organiques*, c'est-à-dire, avec altération de substance. C'est en général dans les lésions fonctionnelles que les eaux de Vals comptent le plus de succès.

S'il reste quelques traces d'irritation dans le foie et vers les organes digestifs, l'eau de la *Saint-Jean* est parfaitement indiquée ; si, au contraire, l'état phlegmasique est complètement éteint, les sources plus minéralisées, *Précieuse*, *Magdeleine*, réussiront beaucoup mieux et seront employées de préférence. Il en sera de même dans les cas de tuméfactions souvent énormes de l'organe sécréteur de la bile, dans les splénites considérables, etc.

Cette réussite aura encore lieu s'il existe une pléthore abdominale plus ou moins marquée. En effet, les eaux franchement alcalines sont un excellent remède hépatique ; et ce n'est pas sans raison, observent fort judicieusement MM. Pétrequin et Socquet, que l'expérience pratique leur octroie la qualité de *chologues*. La physiologie nous apprend que presque toute l'eau alcaline, prise en boisson, traverse le foie. On sait aujourd'hui, depuis les belles expériences de Panizza et celles de M. Chatin, que l'absorption des sels solubles, pris en boisson, se fait, au moins en plus grande partie, par les veines de l'estomac et de l'intestin grêle, lesquelles, venant aboutir aux radicules de la veine-porte, transmettent au foie la totalité du sang qu'elles renferment et des substances qui y ont été introduites. Aussi un des premiers effets de l'eau de ces sources *Saint-Jean, Précieuse, Magdeleine*, prise en boisson, doit être, et est, en effet, une action directement exercée sur le foie, car il serait difficile d'admettre que la quantité d'eau et de substances minérales qui traversent cet organe dans un court espace de temps, restât sans influence sur la formation de la bile.

Calculs biliaires. — Les coliques hépatiques calculeuses sont une des maladies dans lesquelles on peut le plus sûrement compter sur les eaux de Vals. Une guérison complète est souvent le résultat d'une ou plusieurs saisons thermales. Dans tous les cas, il est infiniment rare de ne pas obtenir une atténuation des accidents.

Les calculs biliaires n'affectent un siége spécial ni pour leur formation, ni pour leur séjour ; on en a trouvé dans toutes les parties de l'appareil biliaire, depuis les radicules du canal hépatique jusqu'au canal cholédoque et dans l'intestin. Cependant la vésicule est le lieu de prédilection des calculs, et c'est dans cette poche qu'on les rencontre le plus souvent et en plus grand nombre.

L'existence des calculs biliaires, d'après le professeur Trousseau, est beaucoup plus commune qu'on ne le suppose généralement. Ainsi, toutes les fois qu'un malade, âgé de plus de quarante ans, se plaint sans cause connue, de crampes d'estomac, il y a lieu de soupçonner, chez lui, la présence de calculs dans les voies biliaires; s'il existe en même temps de la douleur dans l'hypocondre droit avec irradiation vers l'épaule et l'épigastre, s'il survient des vomissements non bilieux, jugez qu'un calcul est engagé dans le canal cholédoque, et quatre-vingt dix-neuf fois sur cent, les urines viendront, dès le lendemain, confirmer le diagnostic par leur couleur jaune.

Tous les médecins praticiens connaissent les moyens qui, dans la grande majorité des cas, suffisent pour dissiper l'état douloureux produit par le séjour des calculs dans les canaux biliaires. Mais, ce n'est là évidemment qu'un palliatif. Le traitement curatif doit avoir un autre but : celui de *prévenir la formation de nouveaux calculs.*

Nous ne connaissons pas de *médication curative* des calculs biliaires plus efficace que celle des eaux des sources *Précieuse* ou *Magdeleine* de Vals.

Nous croyons cependant devoir faire ici une distinction : certains calculs biliaires étant formés, du moins en grande partie, de cholestérine qui n'est ni saponifiable, ni attaquable par les alcalis, les malades peuvent voir se renouveler leurs crises hépatiques tant qu'il reste quelque calcul ancien à expulser. Les eaux de Vals peuvent même provoquer ces crises, en sollicitant les canaux biliaires à se débarrasser des concrétions qu'ils contiennent, ou en rendant les mêmes canaux plus libres, par suite de la guérison de la phlogose de leur membrane interne. Leur effet curatif, dans ces cas, sera de modifier la sécrétion de la bile, d'en favoriser le cours, de la ramener à son état normal, et d'empêcher ainsi la formation de nouveaux calculs, ce qui est un point très important dans ce genre d'affection. Les eaux de Vals sont donc plutôt *prophylactiques* que *curatives* dans cette espèce de calculs biliaires ; elles sont à la fois *curatives* et *prophylactiques* dans l'espèce suivante : La matière colorante de la bile, dissoute dans une liqueur alcaline, en est précipitée par les acides. — On sait que quelques gouttes d'acide, ajoutées à la bile, la séparent, au bout de quelques heures, de la cholestérine et des acides gras. — D'après cela, on se demande si on ne pourrait pas expliquer, par une réaction acide que la bile aurait subie, le dépôt d'une petite quantité, soit de matière colorante, soit de matière grasse, et, en définitive, le commencement de la formation des calculs. Du reste, une fois les calculs biliaires expulsés, il est bon de suivre pendant quelque temps le traitement alcalin, afin de prévenir la formation de nouveaux calculs.

Diabète. — Que le foie soit l'organe sécréteur du sucre (Cl. Bernard); qu'il en soit l'organe collecteur (Mialhe); que le sucre se produise par une modification pathologique de la digestion et de l'absorption des féculants (Bouchardat) ; par la gêne des phénomènes respiratoires, qui détermine une combustion incomplète du glucose (Alvaro-Reynoso); qu'il soit la goutte dans le sang (Marchal-de-Calvi); il est aujourd'hui incontestablement acquis à la science que les eaux de Vals possèdent une action, sinon toujours curative, du moins très remarquable dans cette affection.

Les diabétiques éprouvent, en effet, en peu de temps une très grande amélioration, si surtout ils prennent nos eaux en quantité suffisante. Ici, ils ne doivent pas craindre d'en prendre copieusement; sous l'influence de nos eaux, le sucre disparaît peu à peu, puis complètement des urines, la soif s'apaise, la vision reprend son intégrité, les forces générales renaissent, la constipation fait place à des selles bilieuses d'abord, puis régulières et normales; le calme succède au malaise, le sommeil à l'insomnie. Ces faits sont constants, ils sont signalés par les malades et par les médecins.

Les eaux des sources *Précieuse* ou *Magdeleine* suffisent pour paralyser, pour faire disparaître une maladie considérée naguère comme incurable et toujours mortelle. Et lors même que la cause première ne pourrait être complètement expliquée; lorsqu'il y aurait nécessité de continuer l'usage de nos eaux, il faut convenir que la cessation d'accidents morbides, la réintégration des forces, le bien-être obtenu à l'aide d'une eau gazeuse aussi agréable que l'eau de Seltz, doivent être considérés comme un véritable bienfait. A Vals habite, depuis trente ans, un diabétique qui est une preuve irrécusable qu'on peut vivre de longues années quant on fait usage de nos eaux.

Maladies de l'appareil urinaire. — La gravelle consiste dans l'agrégation de sables formant de petits corps plus ou moins arrondis de grosseur différente. Le volume de ces corps varie entre celui de la tête d'une épingle et celui d'un petit pois.

1° Les sables sont des concrétions pulvérulentes excessivement fines qui se déposent.

2° Les graviers ont une dimension un peu plus considérable, mais compatible cependant avec le diamètre et le degré de dilatabilité possible des voies naturelles. Quant au volume, les plus petits sont comparables à des pois, les moyens à des noyaux de cerise, les plus gros à de petites fèves; ils sont généralement de forme sphérique ou ovalaire.

3° On donne le nom de calcul aux concrétions, dont les dimensions n'étant plus en rapport avec celle du canal de l'urètre, ne peut sortir de la vessie que par le fait de l'intervention chirurgicale, c'est-à-dire par l'*opération*.

Il y a deux sortes de gravelle: 1° la gravelle *urique* ou *gravelle rouge* accompagnant les urines à réaction acide; 2° la gravelle *phosphatique* ou *gravelle blanche* existant dans l'urine à réaction alcaline.

Les eaux de Vals sont souveraines dans la première et contre-indiquées dans la seconde.

Voilà bientôt trois siècles qu'on reconnaît aux eaux de Vals les propriétés de guérir la gravelle.

En 1609, Cl. Expilly, président au parlement de Grenoble, fut guéri de la gravelle dont il souffrait depuis dix ans.

En 1657, A. Fabre, savant médecin, qui a laissé sur les eaux de Vals un ouvrage remarquable, écrivait: « Dans les cas de calcul, de gravelle ou de néphrétique, » les eaux de Vals font plus en dix jours que tout l'embarras » d'étranges remèdes ne sauraient faire en six ou dix ans. »

En 1705, Madier déclare avoir obtenu les effets les plus surprenants dans les maladies calculeuses.

Sans remonter aussi loin, et nous bornant à l'expérience de tous les jours, nous ne pensons pas qu'on obtienne à Vichy, à Contrexéville, des effets aussi avantageux qu'à Vals, dans les affections lithiques.

Les eaux de Vals peuvent-elles guérir sans retour la gravelle urique ?

Lorsqu'un calcul est logé dans l'un des reins, il en est chassé par l'usage de l'eau de la source *Précieuse* ou de la *Magdeleine* et tombe dans la vessie, d'où il est expulsé quand il est de dimension à pouvoir passer par le canal de l'urètre. Puis, quand le rein est débarrassé, les eaux de ces deux sources agissent sur le sang, modifient sa composition, s'opposent à la formation de l'acide urique ; il y a donc là une action purement vitale et non une simple dissolution chimique de principes de la gravelle dans le rein.

J'ignore à quelle substance les eaux de Vals sont redevables de cet effet bien différent de la crise que déterminent les eaux de Vichy chez les graveleux. Quoiqu'il en soit, je le répète, l'expulsion des graviers se fait presque toujours sans trop d'efforts, sans labeurs et dès les premiers jours qu'on fait usage de la *Précieuse* ou de la *Magdeleine*.

Catarrhe vésical. — Pour obtenir un résultat favorable dans cette affection, il faut que le catarrhe soit à l'état *muqueux* et les conduits excréteurs libres. Dans ces cas, sous l'influence de nos eaux, on voit ordinairement les sécrétions devenir promptement moins abondantes, se modifier graduellement et revenir enfin à l'état normal, en même temps que les besoins d'uriner deviennent de moins en moins fréquents.

C'est par l'eau de la source *St-Jean* qu'on doit commencer le traitement du catarrhe *vésical* et par l'eau de la source *Rigolette* qu'il faut le finir.

Dans la contracture de la vessie, dans l'incontinence, dans la rétention d'urine, l'eau de ces sources m'a toujours donné d'excellents résultats.

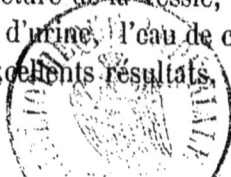

Chlorose.—Ce mot réveille, presque involontairement, dans l'esprit du praticien, l'idée de médication ferrugineuse. « Si la chlorose, en effet, domine la pathologie de
» la femme, d'un autre côté, le fer domine la thérapeutique
» de la chlorose, » mais seul il ne guérit pas toujours. Nulle maladie n'est plus sujette à récidive ; et, si les bons résultats obtenus par le fer ne sont pas soutenus par une diététique convenable, ils ne tarderont pas à disparaître pour faire place à de nouveaux accidents chlorotiques. Il est constant que sous l'influence des martiaux l'on voit s'accroître la proportion des globules rouges, l'hématose devenir plus active, et les accidents chlorotiques diminuer. Toute médication qui aura pour but et pour résultat la régénération des globules, deviendra, par-là même, apte à guérir la chlorose.

C'est ce qu'on obtient avec les eaux des sources *Saint-Jean et Rigolette*, de Vals.

« Il faut dire aussi, écrivent MM. Trousseau et Pidoux,
» parce que c'est une vérité que l'on comprend en vieil-
» lissant dans la pratique, que le fer, après avoir amendé
» rapidement les accidents les plus graves de la chlorose,
» devient quelquefois tout-à-coup impuissant, et nous
» laisse désormais en présence d'une maladie qu'il semble
» dominer en général avec tant de facilité. »

« Ce qui fait défaut à l'organisme, ce n'est point le fer,
» qu'il est facile d'introduire en quantité très suffisante
» par l'alimentation : c'est la faculté de l'*assimiler ;* c'est
» là ce qui frappe si souvent d'impuissance toute mé-
» dication ferrugineuse. »

Cette faculté d'*assimilation*, les eaux de Vals la possèdent à un haut degré. Le lecteur voudra bien se rappeler que le fer uni au manganèse est ici associé au bicarbonate de chaux qui aide puissamment à la médication martiale, et que les autres substances qui minéralisent les eaux étant éminemment digestives, elles contribuent à l'assimilation des principes martiaux; aussi Dupasquier a pu écrire: « L'influence que les eaux de Vals exercent sur les fonctions digestives, dès que l'on commence à en faire usage, est des plus remarquables, et ses effets sont si prompts qu'on pourrait dire, sans exagération, qu'ils présentent quelque chose de merveilleux. »

« Indépendamment de l'état chlorotique, les eaux de
» Vals conviendront, plus particulièrement, s'il faut mo-
» difier la vitalité des organes génito-urinaires, si la chlo-
» rose se complique de gravelle, de catarrhe vésical ou
» utérin, de leucorrhée, d'engorgement du foie, de la
» matrice, etc., etc. En vertu de leur caractère d'eau alca-
» line ferrugineuse, ces eaux partagent la puissance toni-
» que et astringente dévolue au principe ferrugineux.
» Comme telles, elles intéressent, plus particulièrement,
» le système sanguin dont elles stimulent les fonctions
» en imprimant une impulsion utile à l'hématose. » —
(*Anglada*, Tome V.)

« Aux attributions précédentes, les eaux acidules
» alcalines ferrugineuses doivent joindre d'autres aptitudes
» médicatrices, dont le concours du bicarbonate de soude
» sera la source... Elles en seront plus propres à opérer
» la résolution des empâtements viscéraux, à réagir sur les
» engorgements du foie, du mésentère, à réprimer certai-
» nes dyspepsies ou certaines maladies des voies urinai-
» res. » — Pétrequin et Socquet, page 544.)

On ne saurait mieux dire et être plus affirmatif ! Eh bien ! c'est parce que le fer et le manganèse que con- tiennent les eaux des sources *Saint-Jean* et *Rigolette* est uni aux autres substances qui les distinguent, qu'elles ont une action si remarquable dans les cas de chlorose, d'anémie, de névroses, en un mot, sur les divers phénomènes spasmodiques, vaporeux ou névralgiques, si variés et si mobiles des chlorotiques.

C'est encore grâce à cette composition chimique, sur laquelle je ne saurais trop appeler l'attention de mes confrères, que les eaux de Vals doivent d'être reconstituantes et fortifiantes.

Le praticien qui ne considèrerait que la quantité comparative de bicarbonate de soude contenu dans les eaux de Vals et celles de Vichy, sans tenir compte des notables différences qui existent sur les autres sels, ne comprendrait pas les effets qu'on constate dans la pratique.

Dans les eaux de Vals, la richesse des substances toniques *prévient* la formation de la diathèse alcaline que *détermine* l'usage prolongé des eaux de Vichy, usage contre lequel M. le professeur Trousseau s'est élevé avec autant de force que de raison. En effet, dans une leçon restée célèbre, l'éminent clinicien de l'Hôtel-Dieu constatait que, dans un grand nombre de cas, non-seulement la diathèse alcaline s'oppose à la guérison de beaucoup des malades qui fréquentent Vichy, mais encore aggrave leur état d'une affection nouvelle qui met le praticien en présence d'une complication redoutable.

Cette complication est à craindre, surtout lorsque l'affection qui doit être traitée avec les alcalins se trouve liée à un état chlorotique, anémique, etc., etc. Dans ces cas, il faut, pour ainsi dire, que l'action désobstruante, dégorgeante d'une eau alcaline, pauvre en sels ferriques, se produise à jour fixe ; car, sous l'influence d'un usage, même peu prolongé, il s'en suivra une grande débilité des organes des voies digestives. — L'assimilation devient nulle. On est enfermé dans un cercle vicieux. Plus l'usage des alcalins est indiqué, moins on peut en faire emploi. La richesse des principes toniques et reconstituants dans une eau alcaline est donc capitale; car, grâce à l'association des sels ferro-manganiques et calciques magnésiens unis à l'élément sodique, son action en est singulièrement modifiée. Sous l'influence des substances toniques, les organes des voies digestives se reconstituent avec une rapidité surprenante, et, plus on fait usage d'une eau bicarbonatée, riche en sels ferriques, plus on peut en faire usage.

C'est là un des principaux avantages que possèdent les eaux de Vals sur celles de Vichy, principalement sur les sources de l'*Hôpital* et de la *Grande-Grille*.

En résumé et en ce qui concerne les principes ferro-manganiques, cet avantage pourrait paraître moins considérable, puisque certaines sources renferment une quantité de fer ou de manganèse égale ou même supérieure aux sources de Vals ; mais il ne faut pas oublier le grand aphorisme physiologique, *corpora non agunt nisi soluta ;* or, dans les eaux dont nous nous occupons, c'est seulement à la surabondance d'acide carbonique que le fer et le manganèse sont dissous assez énergiquement pour ne pas se précipiter et devenir inertes, soit avant, soit peu de temps après l'ingestion de l'eau minérale dans l'estomac.

Telle est la cause, déjà nombre de fois signalée, pour laquelle on n'observe point, chez les malades qui prennent les eaux de Vals, ces langueurs d'estomac, cet abattement des forces, ces dégoûts, cet aspect blafard de la peau et des muqueuses, qui obligent assez fréquemment à suspendre l'usage des eaux bicarbonatées, sodiques, renfermant une proportion élevée de sels alcalins. Et qu'on ne croit pas que ces inconvénients sérieux des eaux

alcalines puissent être toujours, ni même souvent corrigés
par des additions de principes toniques étrangers à l'eau;
car c'est ici le cas de rappeler la remarque, faite depuis
longtemps par les plus grands praticiens, que les produits
naturels, les produits médicinaux comme les autres, sont
ce qu'ils sont; ils agissent par l'ensemble de leur composition, et quand quelque chose manque à cet ensemble,
il est fort difficile, sinon impossible, de l'y ajouter. C'est
ainsi qu'on peut s'expliquer, comme nous le dirons plus
loin, pourquoi des médicaments naturels renfermant une
très faible quantité des principes qu'on suppose, qu'on
doit même supposer actifs, guérissent des maladies qui
s'étaient montrées rebelles à des doses plus considérables
du même principe, administrées sous des combinaisons
artificielles.

Ces remarques nous conduisent à l'étude d'une source
fort extraordinaire.

Au point de vue géologique, rien n'est plus curieux
que de voir une source environnée de toutes parts d'eaux
alcalines, différer complètement de composition avec ces
dernières. Elle sort cependant d'un même terrain feldô-
pathique et granitique, mais sous un point où l'aspect en
est rougeâtre et plus pyriteux.

Source ferro-arsenicale de la Dominique.	
Acide sulfurique libre...........................	1.33
Silicate acide ⎞	
Arseniate ⎟	
Phosphate ⎬ sesquioxyde de fer..........	
Sulfate ⎟	0.44
— de chaux.....	
Chlorure de sodium..........................	
Matières organiques........................	

Dans un passage de son savant rapport M. O. Henry
s'exprimait ainsi :

« Quoique par l'analyse nous ayons trouvé des sels
» ferriques que nous portons ici, pour assurer qu'ils
» existent tels primitivement dans l'eau, dissous à la fa-
» veur de l'acide *(l'on sait toutefois que l'arseniate de*
» *fer n'est pas décomposé par l'acide sulfurique affaibli;*
» *et ici c'est de l'acide au millième ; il ne doit pas en être*
» *autrement, et le silicate de fer doit être dans le même*
» *cas)*, il faut encore quelques expériences, afin de bien
» constater le fait, comme pour doser d'une manière
» précise l'arsenic, dont la proportion, obtenue dans un
» seul essai, a été égale à 0. 0031 pour 1,000 d'eau.
» En résumé, on voit que l'analyse de la source *Domi-*
» *nique* exige encore quelques recherches nouvelles pour
» être définitive. D'après les essais, toutefois, cette eau
» nous paraît des plus intéressantes au point de vue chi-
» mique, et elle nous semble mériter une étude sé-
» rieuse. »

Aux observations chimiques précédentes du savant
rapporteur de l'Académie de médecine, nous devons
ajouter une remarque thérapeutique : c'est qu'il est bien
possible que cette présence très singulière de l'acide
sulfurique libre, dans une eau renfermant des sels à acides moins énergiques, et qui devraient être chassés de
leurs combinaisons par cet acide puissant, que la présence
de cet acide, disons-nous, entre pour quelque chose, et
peut-être pour beaucoup dans l'action de l'eau de la *Do-*
minique. Ce serait là l'objet d'une étude des plus dignes
d'intérêt, car tout est intéressant au plus haut point dans
la source dont nous nous occupons.

Avec les connaissances thérapeutiques que nous pos-
sédons depuis les travaux de Fowler, de Biett, de
M. Boudin et de plusieurs autres thérapeutistes, on peut
déjà prévoir les importantes applications de la *Domi-*
nique.

Les fièvres intermittentes et la cachexie paludéenne ne forment qu'une des nombreuses applications de cette source; toutes les cachexies, toutes les affections qui ont pour conséquence une débilité chronique plus ou moins prononcée; toutes celles qui ont pour cause un épuisement quelconque, les maladies de la peau, la scrofule, la syphilis, etc., etc. ont été traitées avec succès par l'eau dont nous nous occupons.

L'eau de la *Dominique* est limpide, l'expérience a démontré qu'elle jouissait de la précieuse faculté d'être transportée sans subir la moindre altération. Elle est agréable à boire, douceâtre au palais avec un arrière sentiment d'acidité. Les femmes, les enfants aiment cette eau.

Nous avons vu par l'analyse que cette eau contient un excès d'acide sulfurique. C'est là une véritable limonade dont les proportions équivalent à un gramme par litre, soit vingt gouttes, dose élevée que la formule dépasse rarement.

La source *Dominique* contient trois millièmes environ d'arseniate par litre d'eau. M. Boudin a administré couramment jusqu'à huit fois cette dose, mais c'est ici qu'il faut se souvenir, qu'autre chose est le produit officinal, autre chose est le produit naturel, et la puissance d'action thérapeutique des eaux minérales nous inspirerait la plus grande crainte, si, au lieu de contenir trois milièmes d'arseniate par litre, la *Dominique* en contenait vingt-cinq millièmes.

Nous confessons que nous n'oserions pas en prescrire un verre. Mais avec l'eau telle qu'elle est, une expérience deux fois séculaire est venue démontrer, dans de nombreuses applications, que des malades, atteints de fièvres intermittentes rebelles, portant le cachet de la diathèse paludéenne la plus prononcée, et qui avaient pris en vain, pendant longtemps, des doses relativement considérables d'acide arsenieux, guérissaient en quelques semaines par l'usage de l'eau de la *Dominique*.

Mais, nous le répétons, les fièvres intermittentes et la cachexie paludéenne ne sont qu'une forme, qu'une des nombreuses applications de l'eau de cette source : toutes les cachexies, toutes les affections qui ont pour conséquence une débilité chronique plus ou moins prononcée, toutes celles qui ont pour cause un épuisement quelconque, seront amendées, sinon guéries par l'emploi de cette eau.

La chlorose, l'anémie, les maladies de la peau, la scrofule, la syphilis et notamment les affections de la poitrine seront heureusement influencées par l'eau médicamenteuse de la *Dominique* et plus particulièrement dans les cas où la liqueur de Fowler ou les fumigations de Trousseau sont indiquées.

D'une manière générale, nous posons en principe que l'action de la *Dominique* est complexe. Sur le système sanguin et respiratoire, elle est sédative. Elle est reconstituante, fortifiante. C'est un fébrifuge et anti-périodique; enfin elle possède l'avantage considérable sur la quinine d'être un spécifique curatif des fièvres périodiques.

Dans le pays, fort au loin, les médecins et les malades sont d'accord pour ordonner et prendre l'eau de la *Dominique* pour tous les cas où le quinquina et la quinine sont indiqués. Cette réputation est méritée.

Il est nécessaire que la composition chimique de la source *Dominique* soit toujours présente à l'esprit du lecteur pour qu'il s'explique les effets divers et multiples que l'expérience de deux siècles et demi atteste. Ainsi, l'Arsenic, le Soufre, le Phosphore, le Fer à l'état d'Iodure ou de Sulfate, joint au Sulfate de chaux, au Chlorure de Sodium, et très probablement la présence du Sulfure de

Calcium provenant de la décomposition du Sulfate de Chaux, expliquent surabondamment les effets remarquables de cette eau dans les maladies chroniques des voies respiratoires, la pharyngite simple ou granuleuse, la laryngite chronique, l'aphonie, le catarrhe pulmonaire, l'engorgement pulmonaire, la phthisie à forme lente.

Remarquons que les célèbres sources des Eaux-Bonnes, de Labassère, de St-Sauveur sont principalement minéralisées par les sulfates, les chlorures et les acides que nous trouvons dans les eaux de la *Dominique*. Aussi, en présence d'une composition aussi étrange que celle que présente l'analyse chimique de cette source, on ne doit point trop s'étonner des résultats cliniques obtenus.

La *Dominique* contient de l'arsenic à la dose de trois millièmes par litre ; pour huit verres d'eau, on arrive à une dose représentant six millièmes par jour, quantité importante si l'on songe aux résultats dignes d'attention que la science signale par l'usage des eaux arsenicales de Plombières, de Luxeuil, qui en contiennent à peine un millième.

Chacun a gardé le souvenir des belles expériences que fit l'illustre THÉNARD, aux eaux du Mont-Dore ; le jour où il y trouva l'arsenic, l'efficacité de ces eaux, sur les maladies pulmonaires, fut expliquée.

L'arsenic dans les sources du Mont-Dore y est à peine à la dose d'un millième. Il nous suffit de rappeler que l'eau de la *Dominique* est d'une richesse trois fois plus importante.

L'action des eaux les plus célèbres des Pyrénées, sur les maladies des voies respiratoires, est trop connue pour que nous ayons à les citer ici ; nous nous bornerons à appeler l'attention des observateurs sur ce fait, que l'eau de la *Dominique* contient en proportion remarquable les substances que tous les thérapeutistes s'accordent à considérer comme les plus actives dans les sources des Eaux-Bonnes, de Labassère, de St-Sauveur, etc., c'est-à-dire les sulfates, les chlorures et les acides qui distinguent la minéralisation de ces eaux précieuses.

En résumé il est d'expérience, c'est-à-dire, attesté par les observations cliniques, d'accord en cela avec la composition chimique, que l'eau de la *Dominique* participe des eaux arsenicales de l'espèce de celles de Plombières, de Luxeuil, du Mont-Dore, etc., etc.; elle participe aussi des eaux sulfureuses de Labassère, Saint-Sauveur, Eaux-Bonnes et autres, qui, sur place ou *transportées*, rendent de si utiles services dans la pratique médicale.

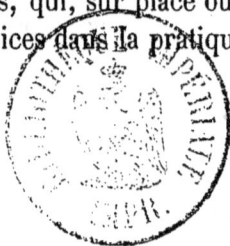

SOCIÉTÉ GÉNÉRALE

DES

EAUX MINÉRALES DE VALS.

A Paris. — Prix de la caisse d'origine de 50 bouteilles fr. 32 50. — A. Paris.

Correspondants directs de la Société générale à Paris.

Benezet, 19, rue Taranne.
Cazaux ainé, 3, passage Ste-Croix de la Bretonnerie.
Cazaux ainé, 9, rue des Billettes.
    id.   61, Boulevard de Sébastopol.
    id.   62, rue de Saintonge.
D'Esebeck, 12, rue Jean-Jacques Rousseau.
Dorvault, (ph. centrale de France), 7, rue de Jouy.
Duband, 93, rue du faubourg St-Honoré.
Gamot, 30, rue du Dragon.
Julien, 31, Boulevart St-Michel.
Lafont et Cie, 20, rue J.-J. Rousseau.

Lebault, 29, rue de Palestro.
Lescun, 18, rue de Choiseul.
Pasquet et Cie, 42, rue de Grenelle-St-Honoré.
Pharmacie normale, 15, rue Drouot.
Pharmacie rationelle, 4, rue du Faubourg Poissonnière.
Simonet, 60, rue Caumartin.
Société des eaux de Contrexéville, rue de la Michodière.
Société d'hydrologie allemande, 11, rue de la Michodière.

Les eaux minérales naturelles de Vals (Ardèche).

Sources : PRÉCIEUSE. — MAGDELEINE. — DÉSIRÉE. — RIGOLETTE. — ST-JEAN et DOMINIQUE, **se transportent et se conservent plusieurs années, sans aucune altération.**

Les bouteilles sont en verre noir, coiffées d'une capsule en étain portant le nom de la source à laquelle l'eau a été puisée et revêtue d'une étiquette relatant les noms des six sources.

Les eaux minérales naturelles de Vals et les pastilles digestives et toniques fabriquées avec les sels extraits des sources se trouvent chez les dépositaires et les pharmaciens des villes ci-après :

Détail dans toutes les pharmacies de Paris et des départements, à 0 fr. 80 c. la bouteille.

Départements.	Noms des Villes.	Noms des Dépositaires et Pharmaciens.	Départements.	Noms des Villes.	Noms des Dépositaires et Pharmaciens.
Ain.	Bourg.	H. Jambon.	Aube.	Troyes.	Ruelle.
	Belley.	A. Martin.		Bar-sur-Aube.	Jacquinot.
	Ambérieux.	Soffray.		Bar-sur-Seine.	Pascalis.
	Lagneux.	Giraud.		Nogent-sur-Seine.	Bourrotte.
	Nantua.	Mercier.	Aude.	Carcassonne.	Dentié.
Aisne.	St-Quentin.	Muscux-Lecocq.		Castelnaudary.	Roussilhe.
	Soissons.	Velain.		Limoux.	Barrière.
	Château-Thierry.	Lefèvre.		Narbonne.	Rustant.
	Laon.	Domine.	Aveyron.	Rodez.	Artus.
Alpes-marit.	Nice.	Thaon et les ph.		Espalion.	Ricard.
	Grasse.	Eybert.		Milhau.	Maurel.
	Antibes.	Joubert.		St-Afrique.	Vernhet.
	Cannes.	Gras.		Villefranche.	Latapie.

Départements.	Noms des Villes.	Noms des Dépositaires et Pharmaciens.	Départements.	Noms des Villes.	Noms des Dépositaires et Pharmaciens.
Bouches-du-Rhône.	Marseille.	9, r. Paradis, Qzil. r. d'Icoard, 19, et chez tous les ph.		Aiguemortes.	Cocanas.
				Beaucaire.	Demery.
				Calvisson.	Lhousteau frères.
	Aix.	Michel. — Alexis.		St-Gilles.	Michel.
	Arles.	Dumas jeune.		Sommières.	Fenouillet.
	Tarascon.	V. Lignou.		Alais.	L. Galhac.
Calvados.	Caen.	Legrand.		Anduze.	Blanc.
	Bayeux.	Lamarre.		Uzès.	Escoffier.
	Falaise.	Dubuis.		Bagnols.	Vouland.
	Lisieux.	Levavasseur.		Pont-St-Esprit.	Mure frères.
	Honfleur.	Delarue.		Le Vigan.	Ferrier.
	Vire.	Vaussy.	Hte-Garonn.	Toulouse.	Cazac et les ph.
Cantal.	Aurillac.	Thibal.	Gers.	Auch.	Cazeneuve.
Charente.	Angoulême.	Rogée.		Gondom.	Capuron.
	Cognac.	Chevalier.		Lectoure.	Malaux fils.
Charente-Inférieure.	Larochelle.	Guérin.		Fleurance.	Lacoste.
	Rochefort.	Sarlat.		Mirande.	Ducos.
	Saintes.	Barbot.		Vic-Fezensac.	Caze.
	St-Jean-d'Angely.	Sarlat.	Gironde.	Bordeaux.	L. Peychaud, allées de Tourny.
Cher.	Bourges.	Breu.	Hérault.	Montpellier.	Belugou frères et ch. tous les ph.
	Vierzon.	Baudin.			Crerwinski.
	St-Amand.	Robin.		Cette.	
Côte-d'Or.	Dijon.	Gautheret-Morelle		Béziers.	Bonnet, Garcas.
	Beaune.	Poncet.		Bédarieux.	Rivez.
	Châtillon-sur-S.	Hézard.		Lodève.	Ceffre.
	Sémur.	Couhin.	Ile-et-Vilaine.	Rennes.	Mevrel, et chez tous les ph.
	Montbart.	Blesseau.			
Côtes-du-N.	St-Brieuc.	Guyot.	Indre.	Châteauroux.	Boutet.
	Lamballe.	Lévêque.		Leblanc.	Plenot.
	Dinan.	Robert.		La Châtre.	Duguet.
	Guingamp.	Ribot.		Issoudun.	Lecomte.
	Lannion.	Fortin.	Indre-et-Loire.	Tours.	Dardenne, Groisil, et Soulacroix et chez les ph.
Dordogne.	Périgueux.	Bontemps.			
	Bergerac.	Monnet.			
	Riberac.	Fayolle.		Chinon.	Tourlet.
	Le Bugue.	Duchêne.		Loches.	Souvant.
	Montignac.	Leymarie.	Isère.	Grenoble.	Bastide et ch. tous les ph.
Doubs.	Besançon.	Charton frères, et chez tous les ph.		Voiron.	Brun Buisson.
				La Tour-du-Pin	Berthet.
	Beaume-les-Dames	Bonnet.		Bourgoin.	Bellue.
	Montbelliard.	Fallot.		St-Marcellin.	Micha.
	Pontarlier.	Pessière.		Vienne.	Hugerot, Ginjot, Viguier.
Drôme.	Valence.	Daruty. — Mazade			
	Romans.	Germain.			
	Montélimar.	Brun.			
	Tain.	Taillote.	Loir-et-Cher	Blois.	Tulaid.
Eure.	Evreux.	Jacquot.		Romorantin.	Mignon.
	Gisors.	Lepage.		Vendôme.	Bruland.
	Bernay.	Couturier.	Loire.	St-Etienne.	Arnault frères et chez les ph.
	Louviers.	Labiche.			
	Neubourg.	Billon.		Rive-de-Gier.	Livrat.
	Pont-Audemer.	Auger.		St-Chamond.	Espach.
Eure-et-Loir	Chartres.	Jatteau, Fouquet et Vinson.		Roanne.	Lacolonge.
			Loire-Inf^re.	Nantes.	C. Houssier et ch. tous les ph.
	Châteaudun.	Deshans.			
	Dreux.	Mauduit	Loiret.	Orléans.	Dufour, Dupont, Hacard, Rabourdin.
	Nogent-le-Rotrou.	Pesche.			
Finistère.	Quimper.	Le Bris.		Gien.	Fouchères.
	Brest.	Auger.		Montargis.	Gollier.
	Morlaix.	Lefèvre.		Pithiviers.	Desforges.
Gard.	Nîmes.	Vidal, Delacour, Jalaquier et chez les ph.	Lot.	Cahors.	Bergeralle.
				Figeac.	Puech.

Départements.	Noms des Villes.	Noms des Dépositaires et Pharmaciens.
Lot-et-Garonne.	Agen.	J. D'heur.
	Marmande.	Gardey.
	Tonneins.	Menon.
	Nérac.	Rollinde.
	Villeneuve-d'Agen	Recourt.
	Ste-Livrade.	Amouroux.
Maine-et-Loire.	Angers.	Richoud et ch. les pharm.
Manche.	St-Lô.	Lecauchoix.
	Avranches.	Coquelin.
	Cherbourg.	Vigne.
	Coutances.	Chevalier.
	Valognes.	Lemonnier.
Marne.	Châlons-sur-Marn.	Cordier et ch. tous les ph.
	Epernay.	Verneuil.
	Reims.	Goubaud, Petit, Vilain.
	Vitry-le-Français.	Bompard,
Mayenne.	Laval.	Croissant.
	Château-Gontier.	Lemanceau.
	Mayenne.	Nory.
Meurthe.	Nancy.	Dercominette et chez les ph.
	Pont-à-Mousson.	Masson.
	Lunéville.	Dercominette.
	Toul.	Busson.
Meuse.	Bar-le-Duc.	Picquot.
	Ligny.	Toussaint.
	St-Mihiel.	Pelletier.
	Verdun.	Destival.
Morbihan.	Vannes.	Gallimard et chez les pharm.
	Lorient.	Baugle et c. les ph.
Moselle.	Metz.	Gellin et chez les pharm.
	Sarreguemines.	Marquaire.
	Thionville.	Poinsat.
Nord.	Lille.	Barillet, Milla, Fruneau, Bouteillier et chez les ph.
	Coulogne.	Kerckove.
	Roubaix.	Dumont.
	Tourcoing.	Legrain et chez tous les ph.
	Cambrai.	
	Douai.	Thibault.
	Dunkerque.	Delie.
	Hazebrouck.	Descamps.
	Valenciennes.	
Oise.	Beauvais.	Clément.
	Clermont.	Violle.
	Compiègne.	Beaudequin.
	Noyon.	Demouy.
	Senlis.	Chastaing.
	Pont-St-Maxence.	Clément.
Orne.	Alençon.	Houet.
	Argentan.	Ozenne.
	Domfront.	Debierre.
Pas-de-Calais.	Arras.	De Saint, Mathon, Lemaire, Rabâche.
	Béthune.	Delarue.
	Boulogne-s.-Mer.	Hamy, Leblanc, Boucher, Pourre.
	Calais.	Soubilèze.
Pas-de-Calais.	Montreuil.	Binsse.
	St-Omer.	Descelers Porion.
Bas-Rhin.	Strasbourg.	L. Dreyfus, Bart, Saverne et chez les pharm.
Haut-Rhin.	Colmar.	Gault et c. les ph.
	Mulhouse.	Risler et Kubimann et c. les ph.
Rhône.	Lyon.	Cartaz, q. de la Charité; Vachon, cloître des Chartreux ; André neveu, place des Célestins, et chez tous les phar.
	Villefranche.	Mehu.
	Tarare.	Prothière.
Saône-et-Loire.	Macon.	Lacroix.
	Tournus.	Lacote.
	Autun.	Duchamp.
	Châlons-s.-Saône.	Bauquin.
	Charolles.	Dumont.
Sarthe.	Le Mans.	Bonhomeh, Leboucher fils, Levilain.
	La Flèche.	Poittevin.
	Mamers.	Charon.
	St-Calais.	Hardy.
Seine-et-Marne.	Melun.	Ragot.
	Fontainebleau.	Rabotin.
	Meaux.	Gorlier.
	Provins.	Cordier.
Seine-et-Oise.	Versailles.	Belin, Cizos. Debains, Desprez, Gaffard, Gueulette, Ondinet, Rabot, Touraine.
	St-Germain-en-L.	Louis et Cie.
	Corbeil.	Boucher.
	Mantes.	Cointreau.
Seine-Infre.	Rouen.	Delamarre, Esprit, Chevalier et chez les pharm.
	Elbeuf.	Pinchon.
	Dieppe.	Tinel.
	Le Hâvre.	Gellée, Guérout, Lalouette, Lemaître.
	Fécamp.	Leseigneur.
	Yvetot.	Lepicard.
	Bolbec.	Lacailel.
Deux-Sèvr.	Niort.	Barraud.
	Bressuire.	Barrion.
	Parthenay.	Bonnet.
Somme.	Amiens.	Bor, Boucher, Descamps, Houdbine.
	Abbeville.	Pajot.
	Montdidier.	Colin.
	Péronne.	Derminy.
Tarn.	Alby.	Laticule.
	Castres.	Labatat.
	Mazamet.	Laure.
	Gayac.	Rossignol.
	Lavaur.	Lacharier.

Départements.	Noms des Villes.	Noms des Dépositaires et Pharmaciens.	Départements.	Noms des Villes.	Noms des Dépositaires et Pharmaciens.
Tarn-et-Garonne.	Montauban.	Anglas, Espinasse, Prax fils, Prunetis-Castel.	Hte-Vienne.	Limoges.	Barny, Duboys, Larue-Dubarry.
	Castel-Sarrazin.	Issaujon.		Bellac.	Brisset.
	Beaumont.	Galopin.		St-Junien.	Defaye fils.
	Moissac.	Lamboulas.	Yonne.	Auxerre.	E. Glaise.
Var.	Draguignan.	Dupré.		Avallon.	Rameau.
	Fréjus.	Courbassier.		Joigny.	Boudier.
	Brignolles.	Maille.		Sens.	Poumier.
	Toulon.	D'Oliolle ainé, Michel, Honoraty.		Tonnerre.	Legris.
	Hyères.	Verignon.	Algérie.	Alger.	Mendès et chez les pharm.
	La Seyne.	Cyrus.		Constantine.	A. Pons.
Vaucluse.	Avignon.	Blanc, Barry, Mégy, Pégurier, Gassin fils.		Bône.	Abadie.
				Philippeville.	Vigna.
	L'Isle.	Tourrel.		Oran.	Martel.
	Apt.	Granon.			
	Carpentras.	P. Ely, Ulpat.			
	Orange.	Limasset, Lambricot.			
	Valréas.	Durand.			
Vendée.	Napoléon-Vendée.	Billet, Amiaud.			
	Sables-d'Olonne.	Letard,			
	Fontenay-l.-Comte	Delacour.			
Vienne.	Poitiers.	T. Mauduyt, et chez les phar.			
	Châtellerault.	Messelin.			
	Couhet.	Dupont.			
	Loudun.	Poitier.			
	Montmorillon.	Comte.			

Les **Eaux de Vals** *s'expédient à l'étranger, dans les villes suivantes :*

Londres.
Bruxelles.
Gênes.
Livourne.
Milan.
Naples.
Rome.
Barcelonne.
Lisbonne.
Constantinople.
Alexandrie.

Port-de-France.
Cayenne.
St-Denis (de la Réunion)
St-Louis (Sénégal).
Calcuta.
Suez.
Rio-Janeiro.
New-York.
Havane.
Saïgon.
Shang-Haï.

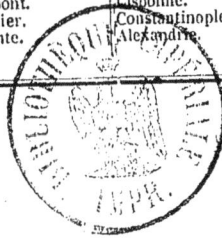

Valence, imp. Jules CÉAS et fils.